Hèla Ben Jmaà
Fatma Mhiri
Salma Charfeddine

Cirurgia de bypass coronário para vencer o coração

Hèla Ben Jmaà
Fatma Mhiri
Salma Charfeddine

Cirurgia de bypass coronário para vencer o coração

Revascularização do miocárdio do coração pulsante

ScienciaScripts

Imprint

Any brand names and product names mentioned in this book are subject to trademark, brand or patent protection and are trademarks or registered trademarks of their respective holders. The use of brand names, product names, common names, trade names, product descriptions etc. even without a particular marking in this work is in no way to be construed to mean that such names may be regarded as unrestricted in respect of trademark and brand protection legislation and could thus be used by anyone.

Cover image: www.ingimage.com

This book is a translation from the original published under ISBN 978-620-6-72192-5.

Publisher:
Sciencia Scripts
is a trademark of
Dodo Books Indian Ocean Ltd. and OmniScriptum S.R.L publishing group

120 High Road, East Finchley, London, N2 9ED, United Kingdom
Str. Armeneasca 28/1, office 1, Chisinau MD-2012, Republic of Moldova, Europe
Printed at: see last page
ISBN: 978-620-8-08209-3

CIRURGIA DE BYPASS CORONÁRIO COM O CORAÇÃO A BATER

I- INTRODUÇÃO

A doença arterial coronária é a principal causa de morte a nível mundial e a revascularização do miocárdio é o melhor tratamento para as lesões ateromatosas das artérias coronárias.

A insuficiência cardíaca sistólica (IC), atualmente definida como uma queda da fração de ejeção do ventrículo esquerdo (FEVE) abaixo dos 40%, pode ser uma complicação da doença arterial coronária. Representa atualmente um importante problema de saúde pública devido à sua frequência e gravidade em termos de mortalidade e morbilidade (1).

A prevalência da IC é de 1 a 2% da população em geral (2). Esta prevalência está a aumentar à medida que a esperança de vida aumenta e a população envelhece.

Nos países em desenvolvimento, como a Tunísia, a IC tem um impacto económico importante, uma vez que afecta uma população mais jovem e mais ativa.

(3). As despesas de saúde atribuídas à insuficiência cardíaca continuam a ser elevadas devido ao seu custo direto (elevado número de hospitalizações, custo do tratamento farmacológico e de intervenção) e indireto (desvantagem social e profissional) (4).

Os doentes com fração de ejeção sistólica do ventrículo esquerdo (FEVE) diminuída de origem isquémica, na ausência de revascularização miocárdica cirúrgica ou de intervenção, têm um mau prognóstico, com uma sobrevida de cerca de 31% em dois anos, quando evoluem para insuficiência cardíaca congestiva (2).

A cirurgia de revascularização do miocárdio (CRM) é o tratamento padrão ouro em comparação com a terapia médica em pacientes com disfunção sistólica do ventrículo esquerdo (VE) com envolvimento do tronco comum esquerdo (TCE) ou tritruncal (1, 5-8).

Os objectivos da revascularização do miocárdio em doentes coronários com disfunção ventricular esquerda são a melhoria da função ventricular, a prevenção da insuficiência cardíaca congestiva e a melhoria da qualidade e da esperança de vida destes doentes.

Em comparação com doentes com FEVE preservada, a disfunção ventricular esquerda aumenta o risco de cirurgia (9). Este facto torna a escolha da estratégia operatória ainda mais importante na redução da morbilidade e mortalidade intra e pós-operatória. A circulação extracorporal (CEC) tem sido um dos avanços mais significativos da medicina e a sua implementação tornou a cirurgia cardíaca moderna segura e eficaz. A cirurgia coronária de coração batido é uma das técnicas utilizadas nos casos de disfunção ventricular esquerda. A sua introdução teve como grande objetivo evitar as complicações associadas à cirurgia de bypass.

No entanto, apesar dos avanços na cardiologia de intervenção e nas técnicas cirúrgicas, a mortalidade intra-hospitalar em pacientes com função ventricular esquerda comprometida permanece elevada em comparação com pacientes com função ventricular esquerda preservada (6-8).

O debate permanece, portanto, em aberto quanto ao melhor método de revascularização miocárdica cirúrgica ou endovascular, e o lugar da cirurgia do coração batendo nestes pacientes frágeis (6).

As vantagens teóricas da cirurgia de CB incluem a possibilidade de reduzir as transfusões sanguíneas, o tempo de internamento hospitalar pós-operatório, o declínio neurocognitivo pós-operatório e a anticoagulação sistémica (10). Estudos observacionais também sugerem que a cirurgia de CB reduz significativamente a mortalidade e a morbidade em comparação com a CRM.

II- INCIDÊNCIA DE DOENÇA ARTERIAL CORONÁRIA COM LVEF DIMINUÍDO

A insuficiência cardíaca pode resultar de patologia miocárdica ou valvular, pericárdica, endocárdica ou rítmica. Foram propostas várias classificações de insuficiência cardíaca. Nós mantivemos a classificação da insuficiência cardíaca baseada na FEVE, que distingue entre insuficiência cardíaca com fração de ejeção reduzida (FEP) e insuficiência cardíaca com fração de ejeção preservada (FEP).

A ICC com rEF (também conhecida como ICC sistólica) é definida como a presença de uma fração de ejeção do ventrículo esquerdo < 40%. O enfarte do miocárdio com pEF (também conhecido como enfarte do miocárdio diastólico) é definido como a presença de uma fração de ejeção $\geq$ 50%, associada a uma anomalia estrutural (1).

Tabela I: Distribuição da idade média dos doentes submetidos a cirurgia de bypass por doença arterial coronária com disfunção ventricular esquerda, consoante a série.

Estudo	Anos	Grupos etários	Idade média
Elefteriades et al (11)	1986-1992	42 a 83 anos	66,8 anos de idade
Kron et al (12)	1983-1988	43 a 80 anos	63,3 anos de idade
Hillis et al (13)	1995-1999	61 a 79 anos	69 anos de idade
Wu et al (14)	1991-2002	38 a 86 anos	67,9 anos de idade
Wang et al (15)	2013-2017	-	61 anos de idade

Tabela II: Distribuição por sexo dos doentes submetidos a bypass coronário com disfunção ventricular esquerda de acordo com as séries.

Estudo	Anos	Sexo masculino (%)
Elefteriades et al (11)	1986-1992	83,13
Kron et al (12)	1983-1988	79,48
Hillis et al (13)	1995-1999	76
Wu et al (14)	1991-2002	92,1
Wang et al (15)	2013-2017	70,5

Vários estudos encontraram também antecedentes de doença coronária (16, 17). Num estudo realizado por Nagendran et al. em 2013 (16), 90% dos doentes tinham antecedentes de eventos coronários agudos, dos quais 4% tinham antecedentes de TCA e 1% tinham antecedentes de revascularização do miocárdio. Nagendran et al (16) registaram a presença de antecedentes de doença vascular periférica em 14,2% da população estudada e de antecedentes de AVC em 10,1%.

III-ESTUDO CLÍNICO

1- Circunstâncias da descoberta :

A insuficiência coronária pode manifestar-se em vários quadros clínicos, desde a isquémia silenciosa até à síndrome coronária aguda com ou sem alterações eléctricas, ou mesmo insuficiência cardíaca (18).

Num estudo publicado por Nagendran et al (17) que incluiu 2837 doentes, a apresentação clínica dominante foi a SCA (61%), seguida da angina estável (30%). No entanto, o estudo de Algarni et al (19) mostrou que a apresentação clínica dominante em 5364 pacientes foi a angina estável (37,2%), seguida por SCA com ST (31,3%) e SCA com ST+ (23,3%).

A insuficiência cardíaca congestiva pré-operatória foi descrita em 66,6% dos pacientes na série de Kron et al (12), e em 52% dos pacientes na série de Elefteriades et al (11).

Num estudo recente que envolveu 112 doentes, Wang et al (15) relataram dispneia em 77% dos doentes. Noutro estudo de Wu et al (14) que incluiu 3308 doentes, a dispneia foi encontrada em 57,8% dos casos.

2- Exame físico e para-clínico :

O exame físico pode também revelar sinais de insuficiência cardíaca esquerda ou edema pulmonar, ou anomalias associadas a lesões vasculares periféricas associadas à doença arterial coronária.

O ECG é geralmente anormal, revelando sinais de isquémia e/ou sequelas de enfarte do miocárdio. Por outro lado, um ECG normal pode ser observado em 20% dos casos, não podendo excluir patologia coronária, o que favorece a fraca sensibilidade deste exame. O estudo do miocárdio hibernante através da ecografia com dobutamina e da cintigrafia miocárdica é de grande importância na avaliação da reversibilidade da disfunção ventricular esquerda após a restauração da perfusão coronária. Estes exames procuram sistematicamente a viabilidade miocárdica e permitem selecionar os doentes candidatos a revascularização miocárdica em caso de disfunção ventricular grave.

O ETT pré-operatório, para além do estudo da FEVE pré-operatória, permite avaliar a cinética segmentar e o PAPS, bem como a pesquisa de lesões valvulares associadas.

A angiografia coronária é o método de referência para o diagnóstico de lesões coronárias. É utilizada para avaliar a localização e o grau das estenoses, o estado do leito a jusante, para estabelecer o estado da coronária e o score Syntax, e para determinar a indicação para revascularização.

Todos os autores observaram nos seus estudos uma maioria de lesões tritronculares associadas ou não a danos no TCG.

Os estudos da literatura demonstraram que a mortalidade foi semelhante nos dois grupos de doentes submetidos a revascularização percutânea ou a cirurgia de revascularização miocárdica e que apresentavam anatomia coronária de complexidade baixa a intermédia, medida pelo score Syntax ($\leq$32).

As várias lesões coronárias analisadas foram :

- Estádio da estenose: Foi definido com referência à classificação do American College of Cardiology e da American Heart Association (ACC/AHA).
Os doentes são classificados como mono, bi ou tri-trunculares, consoante estejam envolvidos os eixos principais (interventricular anterior (AIV), circunflexa (Cx) ou artéria coronária direita (ACD)) ou as suas colaterais (diagonal (Dg), marginal (Mg), interventricular posterior (IVP) ou retroventricular esquerda (RVE), respetivamente).

- Gravidade da estenose :
•Uma estenose é considerada significativa se for $\geq$ 50% ao nível do tronco da coronária esquerda (TCE), ou ao nível da IVA ostial, e $\geq$ 70% ao nível de outras

artérias de diâmetro ≥1,5 milímetros (mm).

•Uma oclusão coronária crónica corresponde a uma interrupção completa do fluxo sanguíneo anterógrado numa artéria coronária e, na angiografia coronária, corresponde a um fluxo TIMI 0 (Thrombolysis In Myocardial Infarction). Esta obstrução deve estar presente há pelo menos três meses.

•Análise do fluxo coronário: Uma classificação desenvolvida pela equipa do estudo TIMI distinguiu 4 tipos de fluxo (14) (Anexo 3).

- A pontuação de risco anatómico SYNTAX Score I é calculada em caso de envolvimento do TCG ou de envolvimento tritruncal associado.

IV-INDICAÇÕES PARA CIRURGIA DE REVASCULARIZAÇÃO DO MIOCÁRDIO: 1- LESÕES MONOTRUNCAIS

De acordo com as recomendações de revascularização de 2018 (20), no caso de envolvimento IVA ósteo-proximal, a CABG é recomendada na classe IA. A PCB poderia ser uma boa alternativa para o tratamento deste tipo de lesão.

 BLAZEK et al (21), num estudo de 7 anos, demonstraram que a colocação de stent ou a cirurgia de MIDCAB para lesões isoladas proximais do IAA se associaram a resultados semelhantes a longo prazo em termos dos endpoints (morte de causa cardíaca e enfarte do miocárdio).

2- Comprometimento da função ventricular esquerda :

De acordo com as diretrizes europeias de revascularização miocárdica, a cirurgia de revascularização miocárdica é uma alternativa de escolha em doentes multitronculares com disfunção ventricular esquerda $\leq 35\%$ (20). A PCB é uma boa opção terapêutica nestes doentes.Uma meta-análise concluiu que o PCB pode estar associado a uma menor mortalidade precoce em doentes com função ventricular esquerda comprometida.

3- Doentes idosos com co-morbilidades :

Considerações teóricas e resultados de estudos retrospectivos sugerem que a morbidade pós-operatória pode ser reduzida quando a CRM é realizada sem CEC. Avanços nas técnicas cirúrgicas, o uso de shunts intracoronários e melhorias nos dispositivos de estabilização epicárdica tornaram mais fácil para os cirurgiões a realização de CRM em múltiplos pacientes (22).

A PCB tornou-se cada vez mais popular na última década entre os octogenários. O interesse renovado na cirurgia do coração batendo está associado à crença de que os efeitos deletérios da bomba podem ser evitados, levando a melhores resultados e potencialmente reduzindo os custos e o uso de recursos (23).

4- PCBs e co-morbilidades :

A PCB permite evitar a manipulação da aorta, que pode ser uma fonte potencial de embolias ateromatosas que podem levar a complicações neurológicas significativas (24, 25).

5- Cirurgia de revascularização do tronco comum esquerdo:

A cirurgia de revascularização miocárdica é o método de revascularização de escolha para pacientes com estenose de TCG, especialmente se associada a um escore SYNTAX I $\geq$ 23 (20). A cirurgia de revascularização sem CEC, nos casos de estenose do TCG, é uma alternativa segura à cirurgia sob CEC (26).

No entanto, o tratamento cirúrgico das lesões apertadas do TCG com o coração a bater foi, em tempos, considerado uma contraindicação relativa, devido às perturbações hemodinâmicas que ocorrem quando o coração é deslocado durante este procedimento cirúrgico. Atualmente, as perturbações hemodinâmicas foram reduzidas pelos avanços tecnológicos e pela melhoria das técnicas e procedimentos anestésicos, tornando este método de revascularização mais seguro.

6- Cirurgia Redux:

A reoperação para cirurgia de bypass num doente que já foi submetido a revascularização e/ou cirurgia de substituição valvular pode ser extremamente difícil. As aderências que se formaram podem dificultar o controlo dos antigos bypasses (quando ainda são permeáveis) e a dissecção da parede posterior do coração (27).

V- TRATAMENTO MÉDICO

Na série de Elefteriades et al que envolveu cirurgia de bypass coronário em doentes com FEVE < 30%, foi colocado um balão de contrapulsação intra-aórtico no pré-operatório em 19% dos doentes por baixo débito cardíaco, e em 43% dos doentes de forma profiláctica para manter um estado hemodinâmico estável durante a cirurgia e facilitar o desmame da CEC (11). Desde a sua publicação em 2011, o Euroscore II tem sido o score de risco mais utilizado na Europa para doentes submetidos a cirurgia cardíaca. Na literatura, o escorc STS subestima a mortalidade prevista quando comparado ao Euroscore II. O escore STS é em torno de 1,2 com extremos entre 0,7 e 2,3.

VI-PROTOCOLO DE ANESTESIA

O tratamento pré-anestésico inclui um jejum de pelo menos 6 horas e a administração de um ansiolítico oral, a hidroxizina (ATARAX), na dose de 1mg/kg, na véspera da operação e duas horas antes da chegada ao bloco operatório. Os β-bloqueadores, os nitratos e os bloqueadores dos canais de cálcio são mantidos até à manhã da operação, enquanto os outros tratamentos cardiovasculares são interrompidos na véspera.

Os outros tratamentos são mantidos ou interrompidos de acordo com as recomendações habituais. No bloco operatório, os doentes são colocados em decúbito dorsal sobre um colchão aquecido para evitar a hipotermia. Uma vez instalado o equipamento de monitorização intra-operatória, é inserido um cateter na artéria radial para monitorização contínua da pressão arterial e recolha de sangue. Após a pré-oxigenação, a anestesia é induzida com agentes intravenosos. Utiliza-se uma combinação de um hipnótico (etomidato) 0,2 mg/kg, um analgésico morfina (Remifentanyl) (Ultiva*) 1,5 mg/kg durante um minuto) e um agente curarizante (Cisatracurium) (Nimbex) 0,2 mg/kg). Após a entubação orotraqueal, os doentes são ventilados de forma controlada com uma mistura oxigénio/ar a 50% e um volume corrente de 8 a 10 ml/kg para manter uma $PaCO_2$ entre 35 e 40 mm Hg.

A manutenção da anestesia é assegurada por uma combinação de propofol 6 mg/kg/hora Remifentanil 0,2 a 0,4 µg/kg/min e Cisatracúrio 0,1 mg/kg/h. A monitorização intra-operatória inclui um ECG de 5 derivações, saturação de oxigénio pulsátil, pressão arterial invasiva, capnograma, pressão venosa central, monitorização biológica com gasometria, função renal, ionograma sanguíneo, hemograma e diurese. A profilaxia antibiótica consiste em injecções intravenosas de 1,5 g de Zinnat após a indução e 750 mg de 4 em 4 horas durante toda a operação, depois de 8 em 8 horas nas primeiras 24 horas. Em caso de alergia ou de risco elevado de colonização por Staphylococcus aureus multi-resistente, é administrada Vancomicina 15 mg/kg por via intravenosa durante uma hora na indução. O anestesista injecta uma dose de heparina no cateter central, de modo a obter um tempo de coagulação ativado superior a 400 segundos.

VII- TÉCNICAS CIRÚRGICAS

A cirurgia de revascularização do miocárdio é o gold standard para a revascularização do miocárdio em doentes coronários com disfunção ventricular esquerda (5). Na maioria dos casos, os doentes com estenose do TCG são operados rapidamente, exceto em casos de extrema urgência. Vários autores estudaram a evolução destes doentes nos dias que antecederam a operação, com o objetivo de determinar os factores de mau prognóstico e identificar as indicações para cirurgia urgente. Concluíram que a cirurgia deve ser realizada nos primeiros 10 dias após o cateterismo em doentes com sintomas graves ou enfarte do miocárdio recente.

1- Abordagem :

A abordagem pode ser uma esternotomia mediana vertical ou uma minitoracotomia anterior esquerda (bypass da artéria coronária de acesso direto minimamente invasivo "MID CAB").

1- 1- Esternotomia mediana :

A esternotomia mediana permite uma boa visualização das artérias coronárias e das artérias mamárias internas, e uma fácil deslocação do coração para que as anastomoses coronárias possam ser realizadas corretamente (28).

1- 2- Mini-toracotomia anterior esquerda:

A técnica "MID CAB" envolve o bypass de uma artéria coronária localizada diretamente sob a incisão, normalmente através de uma minitoracotomia anterior esquerda. A artéria mamária interna esquerda é isolada da parede torácica sob visão direta e, mais recentemente, assistida por vídeo, sendo depois suturada à AIV enquanto o coração está a bater (29). Esta técnica foi inicialmente desenvolvida em países onde o número de operações de bypass era limitado por razões económicas (30).

A minitoracotomia anterior esquerda ao nível do quinto espaço intercostal permite o acesso às artérias interventricular anterior, diagonal e coronária direita proximal (31, 32).

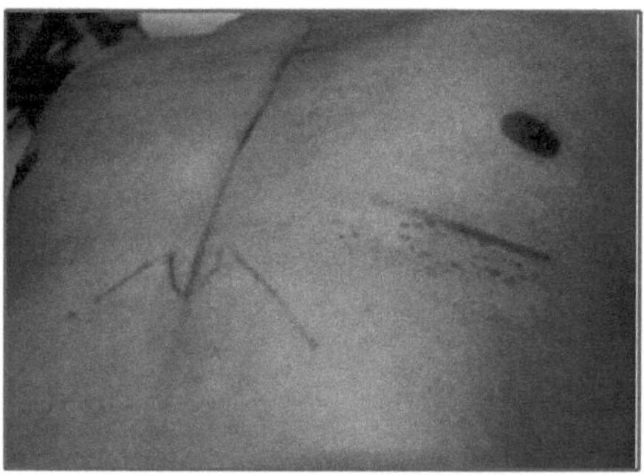

Figura 1: Pontos de referência anatómicos para a minitoracotomia anterior esquerda (32).

1- 3- Mini-toracotomia anterior direita:

Ocasionalmente, a artéria mamária interna direita tem sido utilizada para revascularizar a CD através de uma minitoracotomia anterior direita (33).

2- Escolha do enxerto :

O enxerto de artéria mamária interna esquerda, utilizado desde a década de 60, é atualmente considerado o enxerto de eleição para a cirurgia de revascularização do miocárdio, especialmente para a revascularização da AIVD (34). A artéria mamária interna direita, apesar de teoricamente ter as mesmas propriedades da AMIG, é menos utilizada. Pode ser utilizada como pedículo ou como enxerto livre. O enxerto livre é utilizado principalmente para atingir um segmento da artéria coronária que não é distal o suficiente para um enxerto pediculado. O enxerto de safena, reimplantado na aorta ascendente, pode ser utilizado para revascularizar as artérias coronárias diagonal, marginal e direita.

3- Técnica de cirurgia cardíaca de superação :

3- 1- Técnica MIDCAB :

A artéria mamária interna esquerda (AMIE), isolada da parede torácica sob visão direta, e mais recentemente assistida por vídeo, é então suturada com o coração a bater à VIA (32, 35).

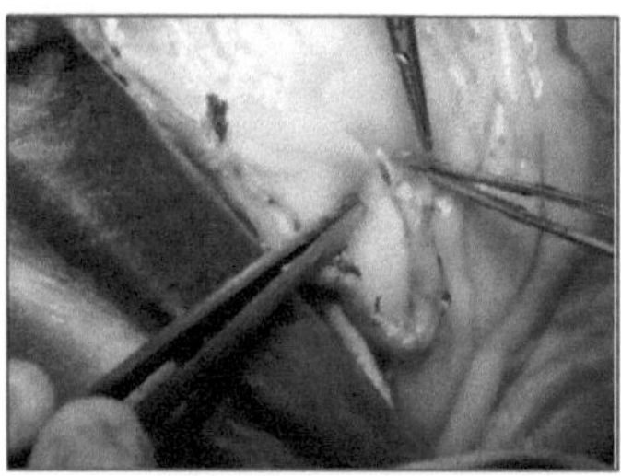

Figura 2: Anastomose término-lateral entre a AMIG e a IVA.

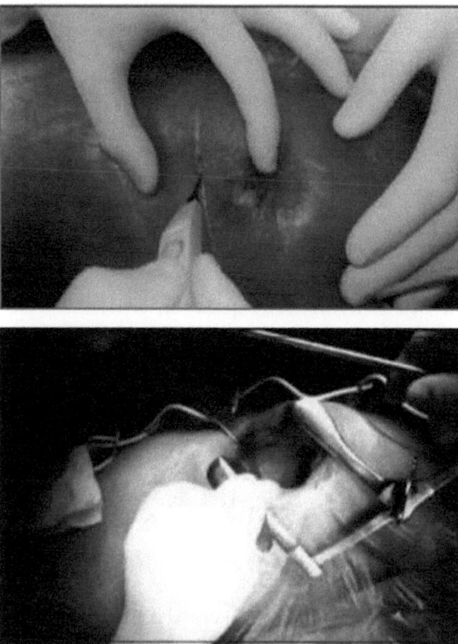

Figuras 3 e 4: Cirurgia de bypass MIDCAB AMIG IVA.

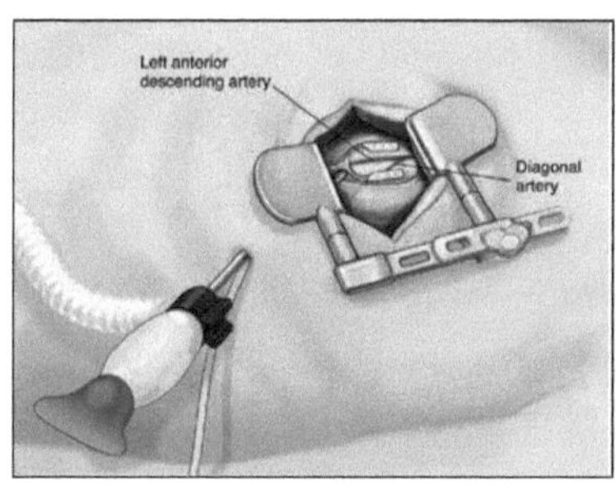

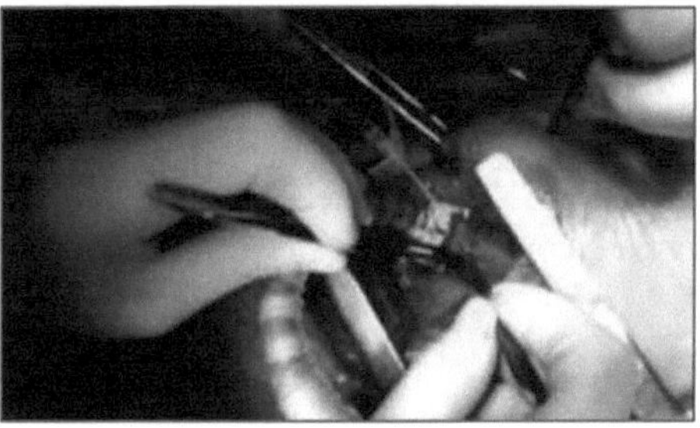

Figuras 5 e 6: Anastomose em IVA de coração batendo utilizando a técnica MIDCAB (32).

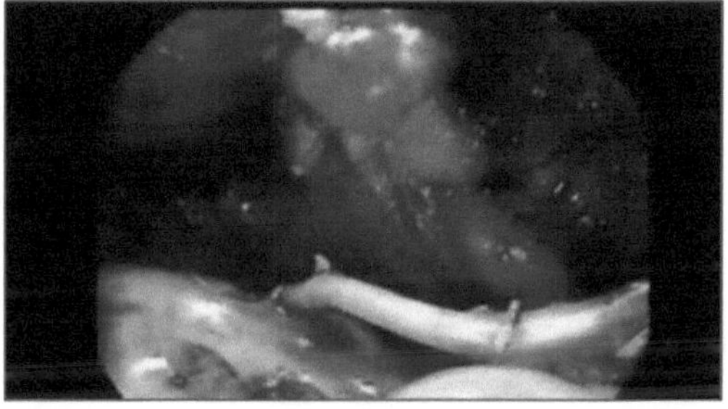

Figura 7: Anastomose AMIG na IVA esquerda realizada por MIDCAB.

No estudo efectuado por Arslan et al (36), os autores verificaram que, em comparação com os doentes operados com PCB por esternotomia, os doentes operados com MIDCAB tiveram um tempo de ventilação mecânica significativamente mais curto, um menor tempo de permanência na unidade de cuidados intensivos e no hospital e necessitaram de menos transfusões sanguíneas. Florisson et al (37) concluíram que a CRMID estava associada a uma maior morbilidade e a uma maior taxa de reoperação do que a PCB por esternotomia, mas as duas técnicas eram equivalentes em termos de mortalidade operatória e a médio prazo. No entanto, esta técnica só pode ser proposta para pacientes com apenas um ou dois vasos sanguíneos e requer uma curva de aprendizagem por parte do cirurgião cardíaco antes de realizar anastomoses coronárias em condições mais difíceis do que durante a cirurgia coronária convencional por esternotomia e com CEC (38).

3- 2- Técnica de cirurgia à coração batendo coração por esternotomia mediana :

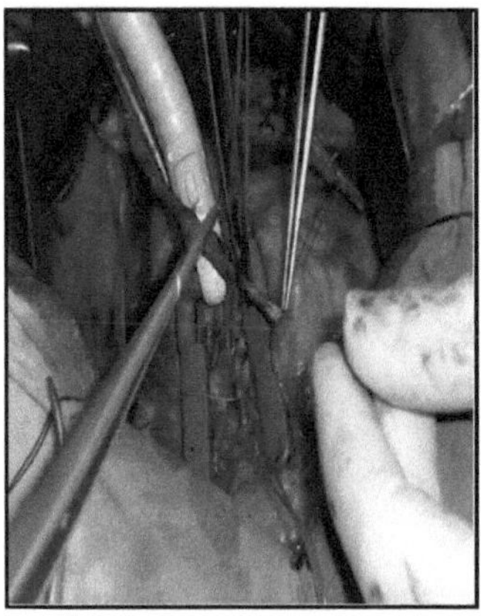

Figura 8: Anastomose entre a IVA e a AMIG durante o bypass com CB.

VIII- VANTAGENS E LIMITAÇÕES DA CIRURGIA DO CORAÇÃO BATENDO:

1- Vantagens

A cirurgia de bypass aorto-coronário com o coração a bater é efectuada há mais de 30 anos (38). As consequências d a isquémia miocárdica intra-operatória e os efeitos secundários específicos da cirurgia de bypass levaram ao desenvolvimento de técnicas de bypass com o coração a bater em doentes com disfunção ventricular esquerda. Evitar a utilização do circuito de bypass cardiopulmonar reduziria consideravelmente a resposta inflamatória sistémica difusa durante e após a cirurgia. cirurgia cardíaca. Isto reduz a ativação plaquetária e as alterações nos sistemas de coagulação e fibrinolítico (39).

Evita-se também o recurso à paragem cardioplégica e as lesões de isquémia-reperfusão associadas (40). A preservação do fluxo pulsátil, a preservação dos movimentos normais do septo interventricular, até mesmo a melhoria da contratilidade septal como resultado da revascularização, e um melhor fluxo sanguíneo pós-operatório nos enxertos mamários devido à ausência de edema miocárdico pós-CEC são também vantagens da cirurgia cardíaca por batimento (41, 42).

As anastomoses coronárias em coração batendo devem ser realizadas com sistemas de estabilização cardíaca para revascularizar o maior número possível de territórios coronários. Estes estabilizadores podem ser baseados na compressão ou na sucção, utilizando o sistema Octopus.

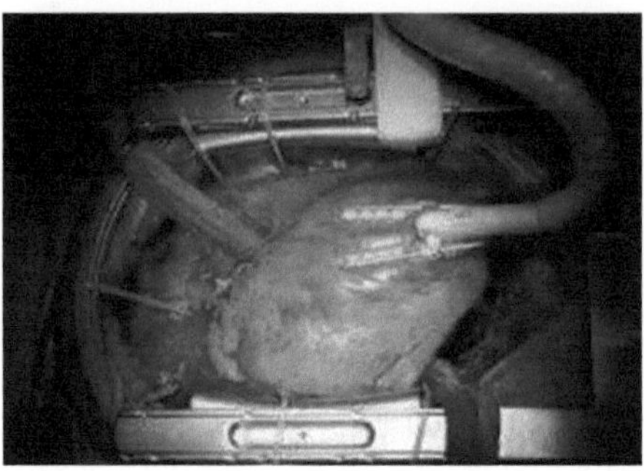

Figura 9: Exposição do VIA pelo sistema Octopus (43).

Em termos de morbilidade e mortalidade hospitalar, a CB parece ser uma abordagem encorajadora em comparação com a CEC (44).

Uma análise do STS ACSD de 2008 a 2011, em 25667 pacientes com uma FE baixa (<30%) mostrou que os riscos de morte, acidente vascular cerebral, e de eventos cardíacos adversos maiores (MACCE) foram menores no grupo do coração batendo (45).

A análise da Base de Dados Japonesa de Cirurgia Cardiovascular de Adultos mostrou que a CRM foi associada a uma redução na morbidade e mortalidade precoce em pacientes com FE < 30% (46).

2- Duração da cirurgia :

Ait Houssa M et al (44), realizaram um estudo retrospetivo comparando 2 grupos de pacientes comparáveis com disfunção ventricular esquerda pré-operatória: um grupo operado com CEC e um grupo operado com CB. A duração da operação foi mais curta no grupo do coração batendo (p < 0,0001), mas isso foi devido à revascularização incompleta do miocárdio neste grupo.

3- Índice de revascularização :

De acordo com a s   recomendações de revascularização miocárdica de 2018 (5), no caso de envolvimento IVA ósteo-proximal, a CRM é recomendada na classe IA. No entanto, em alguns estudos, a taxa de revascularização incompleta é maior com a técnica de CB em pacientes com FEVE comprometida, e isso se deve ao aparecimento de hipotensão significativa e distúrbios do ritmo mal tolerados quando o coração é deslocado, especialmente para anastomose na marginal (47).

Estudos demonstraram que a revascularização incompleta aumenta o risco de MACCE e a mortalidade a longo prazo (15).

No entanto, num estudo recente de Kang et al, a revascularização completa não teve qualquer benefício em termos de morbilidade e mortalidade pós-operatória em doentes multi-trunculares com disfunção ventricular esquerda que tinham tido uma SCA ST+ recente (48).

4- Limites :

As anastomoses coronárias são tecnicamente muito difíceis, uma vez que o cirurgião se depara com problemas de exposição e estabilização do local da anastomose (49).

Além disso, a revascularização do miocárdio com CB é frequentemente incompleta no grupo de bypass, o que poderia ser a causa de uma maior taxa de mortalidade tardia do que em pacientes operados com CEC (50). Além disso, a revascularização cirúrgica completa do miocárdio melhora a função ventricular esquerda tardia de forma estatisticamente significativa no grupo CEC (44). Esta melhoria hemodinâmica tem um impacto objetivo na qualidade de vida. Na série de Ait Houssa et al (44), os autores observaram mais angina residual e mais doentes sintomáticos no grupo BC no follow-up. Estas opiniões são partilhadas por outros autores (51).

IX-CONVERSÃO INTRA-OPERATÓRIA PARA CIRURGIA DE BYPASS

A base de dados da STS (The Society of Thoracic Surgeons) mostrou uma taxa de conversão para cirurgia de bypass de 5,2% para pacientes com FEV comprometida. Outros estudos relataram taxas mais altas em associação com FEVE comprometida. E se a conversão foi realizada em caráter de urgência, a mortalidade foi sete vezes maior. Outro estudo relatou que a taxa de mortalidade hospitalar aumentou de 5,4% para 32,1% nos casos de conversão para bypass de emergência (52, 53). Algumas equipas preferem a técnica de "beating heart" na cirurgia de bypass como procedimento híbrido, para obter maior segurança na realização das anastomoses e, sobretudo, para conseguir a revascularização completa e evitar a conversão de emergência. Estudos recentes demonstraram que esta técnica tem sido associada a um menor risco de morbilidade e mortalidade pós-operatória a curto prazo em comparação com a cirurgia de bypass convencional sob CEC (54, 55).

X- REVASCULARIZAÇÃO CORONÁRIA HÍBRIDA

Trata-se de uma revascularização coronária combinada, cirúrgica e percutânea. Consiste na revascularização cirúrgica da IVA por bypass com a AMIG, seguida de revascularização percutânea das restantes artérias coronárias estenóticas. Esta técnica não tem sido amplamente adoptada pela comunidade cardiovascular, dada a necessidade de um bloco operatório híbrido que permita aos operadores realizar o bypass da IVA através de uma minitoracotomia esquerda seguida de angioplastia no mesmo dia. Foi adoptada uma nova abordagem para facilitar a utilização generalizada da técnica híbrida em doentes multi-trunculares com função ventricular esquerda reduzida, que consistiu em realizar o bypass AMIG na IVA através de esternotomia mediana e adiar a revascularização percutânea para outro momento.

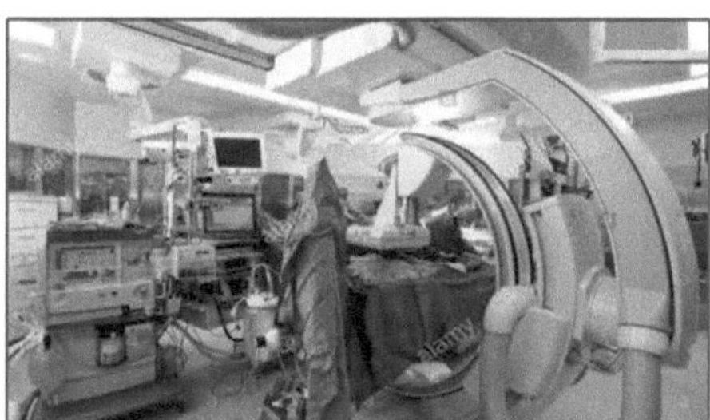

Figura 10: Sala de operações híbrida (56).

As técnicas minimamente invasivas para contornar a MIGA na VIA tornaram-se cada vez mais atractivas, alimentadas tanto pelo desejo dos doentes como dos médicos de evitar a morbilidade associada à esternotomia mediana e à circulação extracorporal. Atualmente, existem duas abordagens robóticas comummente utilizadas que provaram a sua segurança e eficácia: RA-MIDCAB (bypass coronário minimamente invasivo assistido por robô) e TECAB (bypass coronário totalmente endoscópico). O RA-MIDCAB oferece a vantagem de uma anastomose direta cosida à mão, mas requer uma toracotomia anterior de 3 a 4 polegadas e a capacidade de realizar uma anastomose de coração a bater. Esta técnica evita a necessidade de uma toracotomia, mas requer a capacidade técnica para realizar uma anastomose distal por robot. Ambas as técnicas demonstraram separadamente ser seguras e eficazes em relatórios anteriores (57, 58). O estudo de Pasrija et al. comparou as duas técnicas e demonstrou uma sobrevivência semelhante e uma incidência semelhante de complicações pós-operatórias. No entanto, o TECAB é uma alternativa mais dispendiosa, pelo que é necessária uma avaliação mais exaustiva da dor pós-operatória, da reabilitação precoce e da satisfação dos doentes para determinar se se justifica um aumento dos custos (59).

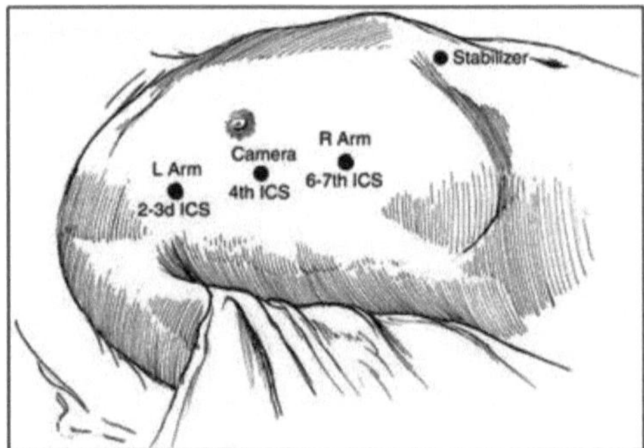

Figura 11: Locais de inserção do trocarte; a localização dos locais à direita para o bypass do CD e, por vezes, da IVA; a localização dos locais à esquerda em imagem de espelho para o bypass da IVA, Dg, Bx e Mg 1 ou 2 (60).

XI-REVASCULARIZAÇÃO COM CEC VERSUS REVASCULARIZAÇÃO COM CB

A CEC é considerada o gold standard na cirurgia de revascularização coronária. Recentemente, várias estratégias têm sido utilizadas para reduzir as complicações associadas à sua utilização e melhorar os resultados (61). Técnicas que não utilizam a CEC têm se mostrado seguras e eficazes, inclusive superiores às técnicas convencionais em pacientes com disfunção ventricular (62, 63). Na literatura, os pacientes operados com CEC apresentam mais complicações pós-operatórias e mortalidade. O estudo de Caputti et al (64) demonstrou maior taxa de mortalidade, maior tempo de ventilação mecânica, maior tempo de internação na unidade de terapia intensiva e maior tempo de internação total em pacientes operados por ponte de safena. A incidência de complicações pós-operatórias como hemorragia, transfusão, recorrência de hemorragia, insuficiência renal, hemodiálise e enfarte do miocárdio foi menor nos doentes operados com CB. No entanto, a revascularização incompleta é mais frequente na cirurgia de CB, o que pode reduzir a patência do enxerto e os resultados a longo prazo. Uma grande série de estudos retrospectivos comparando doentes com disfunção ventricular submetidos a revascularização com CEC ou CB não mostrou diferenças entre os dois grupos, sugerindo que o procedimento de CB é seguro e pode levar a menos complicações, apesar da falta de resultados estatisticamente significativos. Além disso, os resultados da cirurgia são altamente dependentes da experiência da equipa cirúrgica na técnica do coração a bater (66). Outro estudo recente, o "CORONARY Trial" (67), que comparou dois grupos de pacientes submetidos à cirurgia de CEC ou CB, mostrou que não houve diferença significativa em termos de resultados entre os dois grupos. No entanto, uma meta-análise (68) mostrou uma maior mortalidade nos doentes operados com CB, o que poderá dever-se a uma maior probabilidade de oclusão do enxerto ou a uma maior taxa de revascularização incompleta.

XII- RESULTADOS PÓS-OPERATÓRIOS

1- Mortalidade operatória :

A disfunção ventricular esquerda é um importante fator de risco para a morbilidade e mortalidade perioperatória em doentes de cirurgia cardíaca. (69). Na literatura, a taxa de mortalidade operatória após revascularização miocárdica em pacientes com disfunção do VE está entre 2,6% e 8,4% (12, 11). Hillis et al (13), no seu estudo com 379 doentes, concluíram, após análise multivariada, que os factores preditivos de mortalidade eram: a idade e a insuficiência renal crónica. Num outro estudo realizado por Nagendran et al (16) em 1326 doentes, os factores preditivos de mortalidade foram: a idade, a insuficiência renal crónica, a FEVE pré-operatória < 35%, a diabetes, a doença arterial periférica, a cirurgia de revascularização do miocárdio, o enfarte recente e a estenose do TCG. O estudo de Isbir et al (70) com 1759 doentes mostrou que a insuficiência renal crónica, a idade, a FEVE ≤ 30%, a HAP, o enfarte recente, a hipertensão arterial e a duração do clamping aórtico eram factores preditivos de mortalidade pós-operatória.

Tabela III: Factores preditivos de mortalidade de acordo com a literatura.

O estudo	Ano	Número de pacientes	Factores preditivos de mortalidade
Hillis et al (13)	1995-1999	379	Criador Cl< 45 ml/min/1,73 m2 Idade
Nagendran et al (16)	1995-2008	1326	Idade, DRC, FEVE <35%, diabetes, doença arterial periférica, Redux, enfarte recente, estenose do TCG.
Isbir et al (70)	1996-2001	1759	Idade, DRC, hipertensão, FEVE ≤ 30%, PAPS> 40 mm Hg, tempo de pinçamento aórtico elevado.

2- Complicações pós-operatórias :

O enfarte do miocárdio que complica a cirurgia coronária é do tipo 5, de acordo com a definição universal (71). Uma revisão da literatura mostra uma taxa de enfarte do miocárdio pós-operatório de 2,7% após revascularização do miocárdio sob CEC em doentes com disfunção ventricular pré-operatória, e uma taxa de 0,95% em doentes operados com o coração a bater (64). O acidente vascular cerebral (AVC) também continua a ser uma complicação devastadora após a cirurgia de revascularização do miocárdio (72). Na literatura, a taxa de AVC após cirurgia coronária tem sido relatada como sendo em média de 2,4% (73).

A incidência de mediastinite varia de acordo com os estudos de 1 a 3% (extremos de 0,5 a 10%) após cirurgia cardíaca por esternotomia mediana vertical (74). Complica mais a cirurgia coronariana do que a valvular ou combinada (74).

A insuficiência renal, que está incluída nos parâmetros do Euroscore II e tem sido demonstrada por várias equipas como preditiva de mortalidade, é uma complicação importante nos doentes submetidos a cirurgia cardíaca. A taxa de ocorrência de pneumonite infecciosa após revascularização do miocárdio varia entre 1,2% e 6,3% (75). A hemorragia e as transfusões sanguíneas são complicações cirúrgicas frequentes em doentes submetidos a cirurgia de revascularização do miocárdio (76). Sangramento abundante ou de início súbito é indicação definitiva de repetição da cirurgia, com ou sem repercussão hemodinâmica.

3- Utilização de medicamentos tónico-cardíacos e de Levosimendan :

O levosimendan é um composto utilizado no tratamento da insuficiência cardíaca e do choque cardiogénico, e reduz a incidência da síndrome de baixo débito cardíaco em doentes com FEVE reduzida após cirurgia de bypass da artéria coronária (77). Tem um efeito inotrópico positivo sem aumentar as necessidades energéticas dos miócitos e propriedades vasodilatadoras vasculares (78, 79). No ensaio clínico "LEVO-CTS", um ensaio clínico aleatório multicêntrico que incluiu 882 doentes com FEVE ≤ 35% submetidos a bypass coronário, cirurgia mitral ou aórtica isolada, ou cirurgia combinada sob CEC, os autores compararam o efeito do levosimendan com o de um placebo. Não houve diferença significativa entre os dois grupos em termos de morbilidade e mortalidade precoces, mas a mortalidade aos 90 dias foi significativamente menor no grupo do levosimendan (80).

Num estudo mais recente, de 848 doentes com disfunção sistólica do VE submetidos a cirurgia cardíaca, 563 doentes foram submetidos a cirurgia de revascularização miocárdica isolada (283 doentes receberam levosimendan e 280 doentes receberam placebo) (81). A taxa de assistência circulatória mecânica aos 5 dias e a taxa de mortalidade aos 30 e 90 dias foram menores no grupo do levosimendan do que no grupo do placebo (81).

O grupo do levosimendan foi associado a uma redução estatisticamente não significativa do baixo débito cardíaco e da utilização de inotrópicos durante as primeiras 24 horas, e a uma redução estatisticamente significativa da mortalidade aos 30 e 90 dias, em comparação com o grupo do placebo. Eriksson et al (82) também demonstraram no seu estudo que o levosimendan melhorou o débito cardíaco e facilitou o desmame do bypass, em comparação com o placebo, em 60 doentes submetidos a cirurgia de bypass coronário. Tritapepe et al (83) também verificaram que a utilização de levosimendan foi acompanhada por uma redução significativa dos níveis de troponina após cirurgia de bypass coronário. Num outro estudo realizado por Levin et al (84), os doentes que receberam levosimendan necessitaram de doses mais baixas de inotrópicos e vasopressores em comparação com os doentes que receberam placebo.

4- Suporte circulatório mecânico pós-operatório :

O seu objetivo é fornecer uma descarga uni ou biventricular, ou assumir toda a carga de trabalho de um coração em falência que não responde ao tratamento médico ideal. Os sistemas atualmente utilizados para aguardar a recuperação ou o transplante cardíaco são: o balão de contrapulsação intra-aórtico (BIA), as bombas peristálticas de rolos, os sistemas de assistência externa ou interna e a ECMO (Oxigenação por Membrana Extra-Corporal). A CPBIA é a mais utilizada porque pode ser introduzida por via subcutânea e é relativamente barata. A bomba de roletes só pode ser utilizada durante algumas horas, pelo que a sua duração e eficácia são limitadas, mas é útil em situações de emergência. No que diz respeito aos sistemas de assistência externa, os ventrículos pneumáticos externos ligados à consola Thoratec são os mais utilizados na assistência pós-operatória para o tratamento de certos choques cardiogénicos ou na espera de um transplante cardíaco (85).

O ECMO é uma forma de cirurgia de bypass com duração de vários dias, que pode ser utilizada para tratar a insuficiência circulatória e respiratória aguda. A escolha deve ter em conta o doente, a sua patologia, a duração prevista da assistência, o grau de urgência, a possibilidade de recuperação do ventrículo assistido, a insuficiência uni ou biventricular e o risco de hemorragia e tromboembolismo (60).

A atual utilização razoável do BCPIA é o apoio pré-operatório a doentes em choque cardiogénico na preparação para a cirurgia de revascularização após estabilização e para uma melhor recuperação pós-operatória (86). A Tabela IV mostra a taxa de mortalidade operatória e as alterações na FEVE após a cirurgia de revascularização em séries publicadas.

Tabela IV: Média da FEVE pré e pós-operatória dos pacientes com disfunção ventricular esquerda pré-operatória e revascularização cirúrgica.

Estudo	Número de pacientes	FEVE pré-operatória (média) (limites)	Mortalidade operatória (%)	FEVE pós-operatório (média)	Melhoria da FEVE pós-operatória (% de pacientes)
Elefteriades et al (11)	83	24,6% 10 à 30%	8,9%	33,2%	36%
Kron et al (12)	39	18,3% 10 à 20%	2,6%	26%	42%
Hillis et al (13)	379	28% 23 à 33%	5,5%	31%	-

A melhora da FEVE pós-operatória foi estatisticamente significativa na série de Elefteriades et al (11) (FEVE média de 24,6% no pré-operatório para 33,2% no pós-operatório com $p < 0,001$), e na série de Kron et al (FEVE média de 18,7% no pré-operatório para 26% no pós-operatório com $p < 0,05$) (12, 13).

5- Resultados tardios :

Na série de Elefteriades et al (11), a taxa de sobrevida foi de 87% em um ano, 87% em 2 anos e 80% em 3 anos, sendo que a maioria dos pacientes estava em estágio I ou II da NYHA durante o seguimento tardio. A taxa de sobrevivência aos 3 anos foi de 80% na série de Kron et al (12).

XIII- CONCLUSÃO

O número de pacientes coronarianos com comprometimento da função sistólica do ventrículo esquerdo (VE) propostos para cirurgia de revascularização do miocárdio tem aumentado nos últimos anos. A cirurgia de revascularização do miocárdio é uma alternativa interessante que pode proporcionar uma melhor preservação da função ventricular pós-operatória nestes doentes frágeis, devido à ausência dos efeitos inflamatórios da circulação extracorporal. No entanto, esta técnica resulta frequentemente numa revascularização incompleta do miocárdio e numa taxa de mortalidade tardia superior à dos doentes operados com CEC. Atualmente, assistimos a um desenvolvimento considerável das técnicas de cirurgia de revascularização, especialmente no caso de um coração em falência. Um dos desafios actuais é a redução da morbi-mortalidade pós-operatória, que continua a ser superior à de uma cirurgia num coração com boa função sistólica. Finalmente, uma abordagem multidisciplinar deve estar no centro da decisão do tratamento das lesões coronárias com disfunção ventricular, com o objetivo de desenvolver uma estratégia de revascularização dirigida. Esta abordagem de "heart team" deve ser baseada em scores de risco para a melhor decisão terapêutica. No entanto, a cirurgia continua a ser o gold standard para a revascularização em doentes tritrunculares ou em doentes com envolvimento do TCG para além da disfunção ventricular. A opinião do doente também continua a ser essencial e deve ser tida em conta para garantir um consentimento verdadeiramente informado e justo. Por fim, outros estudos, sobretudo prospectivos, permitirão estudar melhor a revascularização do miocárdio na disfunção ventricular, afinar as indicações e orientar a decisão terapêutica de acordo com as recomendações actuais.

BIBLIOGRAFIA

1- Ponikowski P, Voors AA, Anker SD, Bueno H, Cleland JGF, Coats AJS, et al. 2016 ESC Guidelines for the diagnosis and treatment of acute and chronic heart failure: O Grupo de Trabalho para o diagnóstico e tratamento da insuficiência cardíaca aguda e crónica da Sociedade Europeia de Cardiologia (ESC) Desenvolvido com a contribuição especial da Associação de Insuficiência Cardíaca (HFA) da ESC. Eur Heart J. 14 de julho de 2016; 37(27): 2129-200.

2- Vasan RS, Xanthakis V, Lyass A, Andersson C, Tsao C, Cheng S, et al. Epidemiologia da Disfunção Sistólica do Ventrículo Esquerdo e Insuficiência Cardíaca no Estudo Framingham. JACC: Imagem Cardiovascular. jan 2018;11(1):1.11.

3- Gaziano TA. Cardiovascular Disease in the Developing World and Its Cost-Effective Management (Doença Cardiovascular no Mundo em Desenvolvimento e sua Gestão Custo-Efetiva). Circulation. 6 Dez 2005;112(23):3547.53.

4- Desai AS, Stevenson LW. Rehospitalização por insuficiência cardíaca: Prever ou Prevenir? Circulação. 24 Jul2012;126(4):501.6.

5- Neumann F-J, Sousa-Uva M, Ahlsson A, Alfonso F, Banning AP, Benedetto U, et al. 2018 Diretrizes ESC / EACTS sobre revascularização do miocárdio. Jornal Europeu do Coração. 7 Jan 2019; 40(2):87.165.

6- Shah S, Benedetto U, Caputo M, Angelini GD, Vohra HA. Comparação da sobrevivência entre a cirurgia de revascularização do miocárdio e a intervenção coronária percutânea em pacientes com função ventricular esquerda deficiente (fração de ejeção <30%): uma análise de propensão. Jornal Europeu de Cirurgia Cardio-Torácica. 1 fev 2019; 55(2): 238.46.

7- Hassanabad AF, Mac Queen KT, Ali I. Ensaio do Tratamento Cirúrgico da Insuficiência Cardíaca Isquémica (STICH): A review of outcomes. J Card Surg. Out 2019; 34(10): 1075.82.

8- Velazquez EJ, Lee KL, Jones RH, Al-Khalidi HR, Hill JA, Panza JA, et al. Coronary-Artery Bypass Surgery in Patients with Ischemic Cardiomyopathy. N Engl J Med. 21 Abr 2016; 374(16): 1511-20.

9- Sleilaty G, Achouh P, Fabiani J-N. Doença coronária tritruncal: angioplastia/stent ou enxertos de bypass da artéria coronária? Situação atual e revisão da literatura. Annales de Cardiologie et d'Angéiologie. Abr 2009; 58(2): 104-12.

10- Tiquet B, Blossier JD, Orsel I, Pihan F, Piccardo A, Marsaud JP, et al. Resultados a curto prazo após cirurgia de revascularização do miocárdio com ou sem circulação extracorpórea em pacientes octogenários. J Cardiothorac Vasc Anesth. Jul 2019; 33(7): 2100-2.

11- Elefteriades JA, Tolis G, Levi E, et al. Revascularização do miocárdio na disfunção ventricular esquerda grave: excelente sobrevivência com melhoria da fração de ejeção e do estado funcional. J Am Coll Cardiol 1993; 22: 1411-1417.

12- Kron IL, Flanagan TL, Blackbourne LH, Schroeder RA, Nolan SP. Revascularização Coronária em vez de Transplante Cardíaco para a Cardiomiopatia Isquémica Crónica: Annals of Surgery. Set 1989; 210(3): 348-54.

13- Hillis GS. Resultado de Pacientes com Baixa Fração de Ejeção Submetidos a Revascularização da Artéria Coronária: Função renal e mortalidade após 3,8 anos. Circulation. 4 Jul 2006; 114(1_suppl): I-414-I-419.

14- Wu F-Y, Lu Y-C, Lai S-T, Weng Z-C, Huang C-H. Cirurgia de Revascularização do Miocárdio em Pacientes com Disfunção Ventricular Esquerda. Jornal da Associação Médica Chinesa. maio de 2006; 69(5): 218-23.

15- Wang W, Wang Y, Piao H, Li B, Wang T, Li D, et al. Resultados Precoces e Médios da Revascularização do Miocárdio com CEC versus sem CEC em Pacientes com Disfunção Ventricular Esquerda Moderada. Braz J Cardiovasc Surg [Internet]. 2019 [citado 28 jan 2020]; 34 (1). Disponível em:

https://bjcvs.org/pdf/3059/v34n1a12.pdf.

16- Nagendran J, Norris CM, Graham MM, Ross DB, Mac Arthur RG, Kieser TM, et al. Revascularização Coronária para Pacientes com Disfunção Ventricular Esquerda Grave. Os Anais da Cirurgia Torácica. Dez 2013; 96(6): 2038-44.

17- Nagendran J, Bozso SJ, Norris CM, Mc Alister FA, Appoo JJ, Moon MC, et al. Coronary Artery Bypass Surgery Improves Outcomes in Patients With Diabetes and Left Ventricular Dysfunction. Jornal do Colégio Americano de Cardiologia. Fev 2018; 71(8): 819-27.

18- Barstow C, Rice M, Mc Divitt JD. Síndrome coronária aguda: avaliação diagnóstica. Am Fam Physician. 1 Feb 2017;95(3):170-7.

19- Algarni KD, Elhenawy AM, Maganti M, Collins S, Yau TM. Diminuição da prevalência mas aumento da importância da disfunção ventricular esquerda e da cirurgia reoperatória na previsão da mortalidade na cirurgia de bypass da artéria coronária: Trends over 18 years. The Journal of Thoracic and Cardiovascular Surgery. agosto de 2012; 144(2): 340-346.e1.

20 Sousa-Uva M, Alfonso F, Banning AP, Benedetto U, Byrne RA, Collet J-P, et al. The Task Force on myocardial revascularization of the European Society of Cardiology (ESC) and European Association for Cardio-Thoracic Surgery (EACTS): 96.

21- Blazek S, Rossbach C, Borger MA, Fuernau G, Desch S, Eitel I, et al. Comparação de Stenting com Sirolimus-Eluting com Cirurgia de Bypass Minimamente Invasiva para Estenose da Artéria Coronária Descendente Anterior Esquerda. JACC Cardiovasc Interv. Jan 2015; 8(1): 308.

22- Houlind K, Kjeldsen BJ, Madsen SN, Rasmussen BS, Holme SJ, Nielsen PH, et al. Cirurgia de bypass da artéria coronária com e sem circulação extracorporal em doentes idosos: Results From the Danish On-Pump Versus

Off-Pump Randomization Study. Circulation. 22 de maio de 2012; 125(20): 24319.

23- Raja SG, Dreyfus GD. Impacto da cirurgia de revascularização do miocárdio sem circulação extracorporal na disfunção pulmonar pós-operatória: melhores evidências actuais disponíveis. Ann Card Anaesth. Jan 2006; 9(1): 1724.

24- Lev-Ran O, Loberman D, Matsa M, Pevni D, Nesher N, Mohr R, et al. Redução de acidentes vasculares cerebrais em idosos: os benefícios da cirurgia coronária sem circulação extracorporal na aorta intocada. Ann Thorac Surg. Jan 2004; 77(1): 1027.

25- Edelman JJ, Yan TD, Padang R, Bannon PG, Vallely MP. Cirurgia de revascularização do miocárdio sem circulação extracorpórea versus intervenção coronária percutânea: uma meta-análise de estudos randomizados e não randomizados. Ann Thorac Surg. Oct 2010; 90(4): 138490.

26- Beauford RB, Saunders CR, Lunceford TA, Niemeier LA, Shah S, Karanam R, et al. Revascularização sem CEC de múltiplos vasos em doentes com estenose significativa do tronco da artéria coronária esquerda: análise dos resultados a curto e médio prazo. J Card Surg. Abr 2005; 20(2): 1128.

27- Kerr PC, Ricci M, Abraham R, D'Ancona G, Salerno TA. Enxerto de artéria descendente anterior esquerda via pequena toracotomia anterior esquerda: uma abordagem alternativa. Ann Thorac Surg. Jan 2001; 71(1): 3845.

28- Bonchek LI, lJllyot DJ. Bypass coronário minimamente invasivo. A dissenting opinion [editorial]. Circulation 1998; 98: 495-7.

29- Ling Y, Bao L, Yang W, Chen Y, Gao Q. Revascularização direta da artéria coronária minimamente invasiva com um espalhador de costelas melhorado e um estabilizador cardíaco de nova forma: resultados de 200 casos consecutivos numa única instituição. BMC Cardiovasc Disord. Dez 2016; 16(1): 42.

30- Blanc P, Aouifi A, Chiari P, Bouvier H, Jegaden O, Lehot J.J. Minimally invasive cardiac surgery: surgical techniques and anaesthetic features. Ann Fr

Anesth Réanim1999; 18: 748-71.

31- Gulielmos V, Knaut M, Wagner FM, Schtiler S. Técnica cirúrgica minimamente invasiva para o tratamento da doença arterial coronária multiarterial. Ann Thorac Surg 1998; 65: 1331-4.

32- Ramachandra C. Reddy. Bypass coronário direto minimamente invasivo: Considerações técnicas. Semin Thoracic Surg 2011; 23: 216-219.

33- Hartz RS. Em nome do Comité Executivo do Conselho de Cirurgia Cardio-Torácica e Vascular. Cirurgia cardíaca minimamente invasiva. Circulation 1996; 94: 2669-70.

34- Magruder JT, Young A, Grimm JC, Conte JV, Shah AS, Mandal K, et al. Enxerto bilateral da artéria torácica interna: A configuração do enxerto afecta o resultado? J Thorac Cardiovasc Surg. Jul 2016; 152(1): 120-7.

35- Acuff TE, Landreneau RJ, Griffith BP, Mack MJ. Minimally invasive coronary artery bypass grafting. Ann Thorac Surg 1996; 61: 135-7.

36- Arslan U, Calik E, Tekin AI, Erkut B. Revascularização completa da artéria coronária sem circulação extracorporal versus com circulação extracorporal: Comparação dos efeitos sobre o dano renal em pacientes com disfunção renal. Medicina. agosto de 2018; 97(35): e12146.

37- Florisson DS, De Bono JA, Davies RA, Newcomb AE. Doesminimally invasive coronary artery bypass improve outcomes compared to off-pump coronary bypass via sternotomy in patients undergoing coronary artery bypass grafting? Interact Cardiovasc Thorac Surg. 01 2018; 27(3): 357-64.

38- Akins CW. Mini-CABG: um passo em frente ou um passo atrás? O ponto de vista do "con". J Cardio thorac Vast Anesth 1997; 11: 669-72.

39- Vallely MP, Bannon PG, Bayfield MS, Hughes CF, Kritharides L. Diferenças quantitativas e temporais na coagulação, fibrinólise e ativação plaquetária após cirurgia de revascularização do miocárdio com e sem circulação extracorpórea. Heart Lung Circ Apr 2009; 18(2): 123-30.

40- Lev-Ran O, Loberman D, Matsa M, Pevni D, Nesher N, Mohr R, et al. Redução de acidentes vasculares cerebrais em idosos: os benefícios da cirurgia coronária sem circulação extracorporal na aorta intocada. Ann Thorac Surg. Jan 2004; 77(1): 102-7.

41- AromKV, Emery; RW, Nicoloff DM, Flavin TF, Emery AM. Revascularização direta da artéria coronária minimamente invasiva: experiências experimentais e clínicas. Ann Thorac Surg 1997; 63: 48-52.

42- Gu YJ, Mariani MA. Van Oeveren W, Grandjean JG. Boonstra PW. Redução da resposta inflamatória em pacientes submetidos a cirurgia de revascularização do miocárdio minimamente invasiva. Ann Thorac Surg 1998; 65: 420-4.

43- PAC - Préciso de anestesia cardíaca [Internet]. [cited 20 Feb 2020].

Disponível em:
http://www.precisdanesthesiecardiaque.ch/Chapitre10/Pontagaortocoron.html.

44- Ait Houssa M, Moutakiallah Y, Abdou A, Selkane C, Amahzoune B, Drissi M, et al. Resultados do bypass coronário na disfunção ventricular esquerda (comparação entre o coração a bater e a CEC). Anais de Cardiologia e Aneiologia. agosto de 2013; 62(4): 241-7.

45- Jarral OA, Saso S, Athanasiou T. Bypass da artéria coronária sem circulação extracorporal em doentes com disfunção ventricular esquerda: uma meta-análise. Ann Thorac Surg. Nov 2011; 92(5): 1686-94.

46- Ueki C, Miyata H, Motomura N, Sakaguchi G, Akimoto T, Takamoto S. Cirurgia de revascularização do miocárdio sem bomba versus com bomba em pacientes com disfunção ventricular esquerda. J Thorac Cardiovasc Surg. Abr 2016; 151(4): 1092-8.

47- Khan H, Uzzaman M, Benedetto U, Butt S, Raja SG. Revascularização do miocárdio com ou sem circulação extracorpórea para octogenários: uma meta-análise de estudos comparativos envolvendo 27.623 pacientes. Int J Surg. 2017; 47: 42-51.

48- Kang J, Zheng C, Park KW, Park J, Rhee T, Lee HS, et al. A Revascularização Completa da Doença da Artéria Coronária Multi-Vascular não Melhora o Resultado Clínico em Pacientes com Infarto do Miocárdio com Elevação do Segmento ST e Fração de Ejeção do Ventrículo Esquerdo Reduzida. JCM. 15 Jan 2020; 9(1): 232.

49- Gulielmos V, Knaut M, Wagner FM, Schtiler S. Técnica cirúrgica minimamente invasiva para o tratamento da doença arterial coronária multiarterial. Ann Thorac Surg 1998; 65: 1331-4.

50- Jarral OA, Saso S, Athanasiou T. Bypass da artéria coronária sem circulação extracorporal em doentes com disfunção ventricular esquerda: uma meta-análise. Ann Thorac Surg. Nov 2011; 92(5): 1686̦94.

51- Bull DA, Neumayer LA, Stringham JC, Meldrum P, Affleck DG, Karwande SV. Cirurgia de revascularização do miocárdio com circulação extracorpórea versus cirurgia de revascularização do miocárdio sem circulação extracorpórea: a eliminação da bomba reduz a morbilidade e o custo? Ann Thorac Surg 2001; 71: 170-5.

52- Mishra M, Shrivastava S, Dhar A, Bapna R, Mishra A, Meharwal ZS, et al. A prospective evaluation of hemodynamic instability during off-pump coronary artery bypass surgery. J Cardiothorac Vasc Anesth. 2003; 17(4): 452-8.

53- Maroto Castellanos LC, Carnero M, Cobiella FJ, Alswies A, Ayaon A, Reguillo FJ, et al. Conversão de emergência sem circulação extracorpórea para com circulação extracorpórea: incidência, factores de risco e impacto nos resultados a curto e longo prazo. J Card Surg. 2015; 30(10): 735-45.

54- Miyahara K, Matsuura A, Takemura H, Saito S, Sawaki S, Yoshioka T, et al. A cirurgia de revascularização do miocárdio com circulação extracorporal após enfarte agudo do miocárdio tem menor mortalidade e morbilidade. J Thorac Cardiovasc Surg. 2008; 135(3): 521-6.

55- Passaroni AC, Felicio ML, Campos NLKL, Silva MAM, Yoshida WB. Hemólise e resposta inflamatória à circulação extracorpórea durante a revascularização do miocárdio com bomba on-beam: comparação entre os sistemas de bomba de rolete e centrífuga. Braz J Cardiovasc Surg. 2018; 33(1): 64-71.

56- Limited, A. Cirurgia cardíaca numa sala de operações híbrida, Deutsches Herzzentrum Berlin ou Centro Alemão do Coração, Berlim, Alemanha, Europa Ban Images, Photo Stock: 279532311.Alamy https://www.alamyimages.fr/chirurgie-cardiaque-dans-une-salle-d-operation-hybrid-deutsches-herzzentrum-berlin-or-cardiac-centre-german-berlin- germany-europe-image 279532311.html.

57- Yang M, Wu Y, Wang G, Xiao C, Zhang H, Gao C. Revascularização arterial total robótica sem circulação extracorpórea: experiência de sete anos num único centro e acompanhamento a longo prazo da patência do enxerto. Ann Thorac Surg. 2015; 100: 1367- 1373.

58- Halkos ME, Liberman HA, Devireddy C, et al. Resultados clínicos e angiográficos precoces após cirurgia de bypass da artéria coronária assistida por robô. J Thorac Cardiovasc Surg. 2014; 147: 179-185.

59- Pasrija C, Kon ZN, Ghoreishi M, Lehr EJ, Gammie JS, Griffith BP, et al. Cost and Outcome of Minimally Invasive Techniques for Coronary Surgery Using Robotic Technology. Inovações (Phila). Jul 2018; 13(4): 2826.

60- Cannesson M, Bastien O, Lehot J. Particularidades da gestão hemodinâmica após cirurgia cardíaca. Réanimation. Mai 2005; 14(3): 216,24.

61- Darwazah AK, Bader V, Isleem I, Helwa K. Revascularização do miocárdio utilizando coração batendo com bomba em pacientes com disfunção ventricular esquerda. J Cardiothorac Surg. 2010; 5: 109.

62- Youn YN, Chang BC, Hong YS, Kwak YL, Yoo KJ. Early and mid-term impacts of cardiopulmonary bypass on coronary artery bypass grafting in patients with poor left ventricular dysfunction: a propensity score analysis. Circ J. 2007; 71: 1387-94.

63- Darwazah AK, Abu Sham'a RA, Hussein E, Hawari MH, Ismail H. Revascularização do miocárdio em doentes com fração de ejeção baixa: efeito da técnica da bomba na morbilidade e mortalidade precoces. J Card Surg 2006; 21: 22-7.

64- Caputti GM, Palma JH, Gaia DF, Buffolo E. Cirurgia de revascularização do miocárdio sem circulação extracorpórea em pacientes selecionados é superior à abordagem convencional para pacientes com função ventricular esquerda gravemente deprimida. Clínicas (São Paulo). Dez 2011; 66(12): 2049-53.

65- Buffolo E, Branco JN, Gerola LR, Aguiar LF, Teles CA, Palma JH, et al. Revascularização miocárdica sem bomba: análise crítica de 23 anos de experiência em 3.866 pacientes. Ann Thorac Surg. 2006; 81: 85-9.

66- Shroyer AL, Grover FL, Hattler B, Collins JF, McDonald GO, Kozora E, et al. On-pump versus off-pump coronary-artery bypass surgery. N Engl J Med. 2009; 361: 1827-37.

67- Lamy A, Devereaux PJ, Prabhakaran D, Taggart DP, Hu S, Straka Z, et al. Five-Year Outcomes after Off-Pump or On-Pump Coronary-Artery Bypass Grafting. N Engl J Med. 15 de dezembro de 2016; 375(24): 2359-68.

68- Takagi H, Matsui M, Umemoto T. O bypass da artéria coronária sem circulação extracorporal pode aumentar a mortalidade tardia: uma meta-análise de ensaios aleatórios. Ann Thorac Surg. 2010; 89: 1881-8.

69- Topkara VK, Cheema FH, Kesavaramanujam S, Mercando ML, Cheema AF, Namerow PB, et al. Revascularização do miocárdio em pacientes com baixa fração de ejeção. Circulation. 2005; 112: I344-50.

70- Selim Isbir C, Yildirim T, Akgun S, Civelek A, Aksoy N, Oz M, et al. Cirurgia de bypass da artéria coronária em doentes com disfunção ventricular esquerda grave. International Journal of Cardiology. agosto de 2003; 90(2,3): 309,16.

71- Thygesen K, Alpert JS, Jaffe AS, Chaitman BR, Bax JJ, Morrow DA, et al. Quarta definição universal de infarto do miocárdio (2018). Jornal Europeu do Coração. 14 Jan 2019; 40(3): 237,69.

72- Almassi GH, Sommers T, Moritz TE, Shroyer AL, London MJ, Henderson WG, et al. Acidente vascular cerebral em pacientes cirúrgicos cardíacos: determinantes e resultados. Ann Thorac Surg. agosto de 1999; 68(2): 391,7; discussão 397-398.

73- Muneretto C, Negri A, Manfredi J, Terrini A, Rodella G, Elqarra S, et al. Segurança e utilidade de enxertos compostos para revascularização miocárdica arterial total: uma avaliação prospetiva randomizada. J Thorac Cardio vasc Surg. Apr 2003; 125(4): 826-35.

74- Lemaignen A, Birgand G, Ghodhbane W, Alkhoder S, Lolom I, Belorgey S, et al. Infeção da ferida esternal após cirurgia cardíaca: incidência e factores de risco de acordo com a apresentação clínica. Clin Microbiol Infect Off Publ Eur Soc Clin Microbiol Infect Dis. Jul 2015;21(7): 674.e11-18.

75- Robinson BM, Paterson HS, Denniss AR. Composite Y-Grafting Using the Left Internal Thoracic Artery: Survival and Angiography in 198 Cases. Coração, Pulmão e Circulação. Jul 2017; 26(7): 724,9.

76- Munoz JJ, Birkmeyer NJ, Birkmeyer JD, O'Connor GT, Dacey LJ. O ácido épsilon-amino caproico é tão eficaz como a protinina na redução da hemorragia em cirurgia cardíaca: ameta-análise. Circulation. 5 Jan 1999; 99(1): 819.

77- Yoon Y-H, Ahn J-M, Kang D-Y, Park H, Cho S-C, Lee PH, et al. Impacto do SYNTAX Score nos resultados a 10 anos após a revascularização do tronco comum esquerdo

Doença Arterial Coronária. JACC: Cardiovascular Interventions. fevereiro de 2020; 13(3): 361-71.

78- Toller W, Heringlake M, Guarracino F, Algotsson L, Alvarez J, Argyriadou H, et al. Utilização pré-operatória e perioperatória de levosimendan em cirurgia cardíaca: Opinião de peritos europeus. Int J Cardiol 2015; 184: 323-36.

79- Michaels AD, McKeown B, Kostal M, Vakharia KT, Jordan MV, Gerber IL, et al. Effects of intravenous levosimendan on human coronary vasomotor regulation, left ventricular wall stress, and myocardial oxygen uptake. Circulation. 2005; 111: 1504-9.

80- Mehta RH, Van Diepen S, Meza J, Bokesch P, Leimberger JD, Tourt-Uhlig S, et al. Levosimendan em pacientes com disfunção sistólica do ventrículo esquerdo submetidos a cirurgia cardíaca em circulação extracorpórea: justificativa e desenho do estudo do levosimendan em pacientes com disfunção sistólica do ventrículo esquerdo submetidos a cirurgia cardíaca que requer circulação extracorpórea (LEVO-CTS). Am Heart J. 2016; 182: 62-71.

81- Van Diepen S, Mehta RH, Leimberger JD, Goodman SG, Fremes S, Jankowich R, Heringlake M, Anstrom KJ, Levy JH, Luber J, Nagpal AD, Duncan AE, Argenziano M, Toller W, Teoh K, Knight JD, Lopes RD, Cowper PA, Mark DB e Alexander JH. Levosimendan em pacientes com função ventricular esquerda reduzida submetidos a cirurgia coronária ou valvular isolada. O Jornal de Cirurgia Torácica e Cardiovascular 2019; 145: 56-63.

82- Eriksson HI, Jalonen JR, Heikkinen LO, Kivikko M, Laine M, Leino KA, et al. O levosimendan facilita o desmame do bypass cardiopulmonar em doentes submetidos a cirurgia de revascularização do miocárdio com função ventricular esquerda comprometida. Ann Thorac Surg. 2009; 87: 448-54.

83- Tritapepe L, De Santis V, Vitale D, Guarracino F, Pellegrini F, Pietropaoli P, et al. Levosimendan pre-treatment improves outcomes in patients undergoing coronary artery bypass graft surgery. Br J Anaesth. 2009; 102: 198-204.

84- Levin R, Degrange M, Del Mazo C, Tanus E, Porcile R. O levosimendan pré-operatório diminui a mortalidade e o desenvolvimento de baixo débito cardíaco em doentes de alto risco com disfunção ventricular esquerda grave submetidos a cirurgia de revascularização do miocárdio com circulação extracorporal. Exp Clin Cardiol. 2012; 17: 125-30.

85- Mehta S, Aufiero T, Pae WJ, Miller C, Pierce X. Registo combinado para a utilização clínica de bombas mecânicas de assistência ventricular e do coração artificial total em conjunto com o transplante cardíaco: sexto relatório oficial. J Heart Transplant 1995; 14: 585-93.

86- Maeda K, Takanashi S, Saiki Y. Utilização perioperatória da bomba de balão intra-aórtico: em que ponto estamos em 2018? Opinião Atual em Cardiologia. Nov 2018; 33(6): 613‑21.

ÍNDICE DE CONTEÚDOS

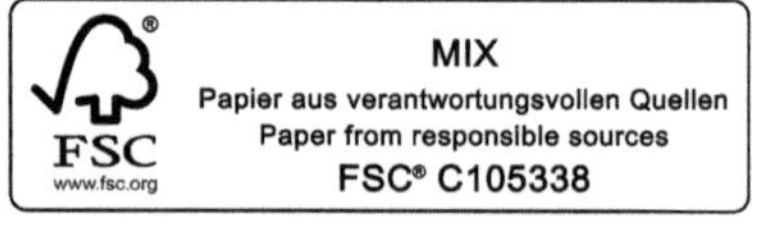
MIX
Papier aus verantwortungsvollen Quellen
Paper from responsible sources
FSC® C105338
FSC
www.fsc.org